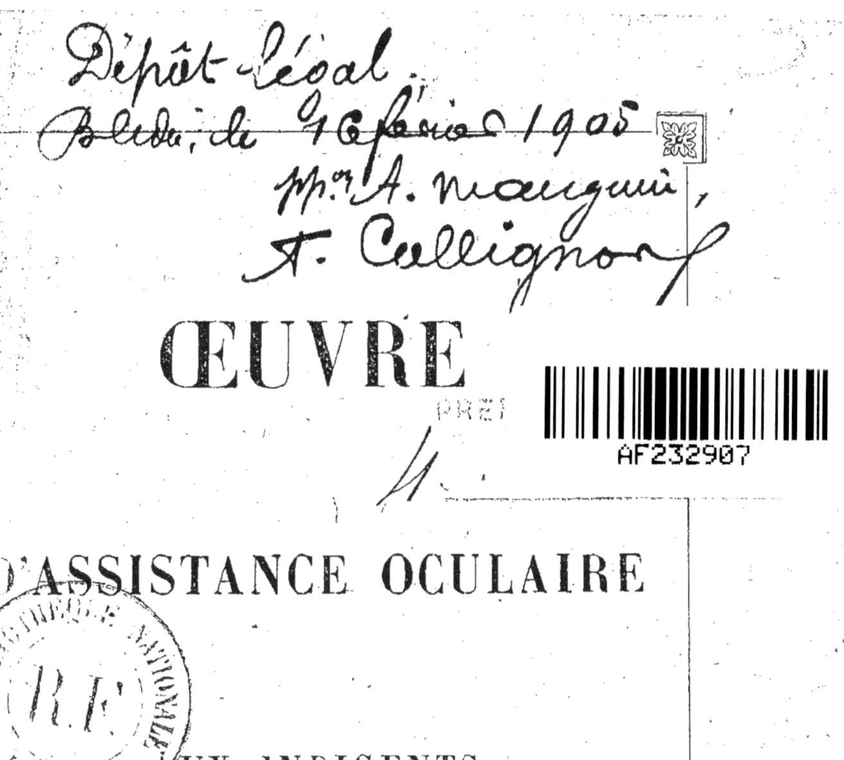

ŒUVRE

D'ASSISTANCE OCULAIRE

AUX INDIGENTS

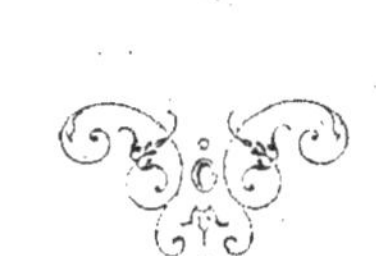

BLIDA

Imprimerie administrative A. MAUGUIN

Place d'Armes

—

1905

ŒUVRE

D'ASSISTANCE OCULAIRE

AUX INDIGENTS

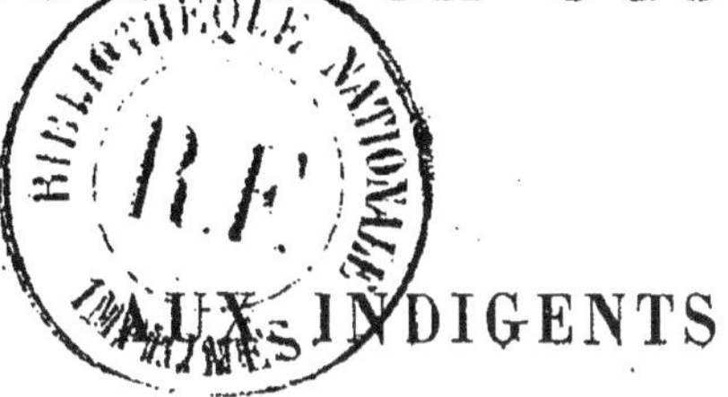

BLIDA

Imprimerie administrative A. MAUGUIN

Place d'Armes

—

1905

ŒUVRE

D'ASSISTANCE OCULAIRE

AUX INDIGENTS

Un Comité d'initiative s'est constitué dans le but de créer, à l'aide de la charité publique, une **Infirmerie ophtalmologique** algérienne et d'assister **médicalement** et **pécuniairement** les malades indigents ou nécessiteux atteints d'affections oculaires ou de cécité.

BUT DE L'ŒUVRE

NÉCESSITÉ DE SA CRÉATION

Les affections oculaires sont particulièrement fréquentes en Algérie. Une des causes principales de la misère est ici cette fréquence des maux d'yeux. Les malades pauvres, privés de la vue pour un temps plus ou moins long, ayant besoin d'opérations délicates pour recouvrer la vision, trouvent difficilement en Algérie, la posssibilité d'être opérés par un spécialiste ou dans un service spécial. Les hôpitaux des départements d'Oran et de Constantine présentent encore moins de facilités à cet égard que l'hôpital de Mustapha. Or, dans celui-ci n'existent que vingt-cinq lits destinés aux affections oculaires. Et quand bien même les ressources budgétaires permettraient de doubler et de tripler ce nombre de lits, les services rendus par cet hôpital aux indigents atteints de maux d'yeux resteraient insignifiants si l'on songe que les malades pauvres ayant besoin d'opérations aux yeux sont, à Alger seulement, au nombre de vingt mille au moins, et atteignent certainement cent mille dans toute l'Algérie. Et nous ne parlons ici que des européens. A eux seuls, les indigènes atteindraient le nombre de plusieurs centaines de mille dans toute l'Algérie. Ces chiffres découlent des rapports de médecins spécialistes envoyés en mission depuis 1895.

La cause de l'insuffisance des services rendus aux pauvres par l'hôpital de Mustapha, réside toute entière dans ce fait que **pour y être opérés, les indigents sont obligés d'être hospitalisés et d'attendre, par conséquent, que l'un des 25 lits de la Clinique ophtalmologique soit libre. On n'opère pas à l'hôpital de Mustapha les malades « externes » ou malades non hospitalisés. De là le nombre insignifiant d'opérations pratiquées comparé à celui qui serait nécessaire. De là le nombre considérable d'aveugles existant à Alger et dans toute l'Algérie.**

L'Infirmerie ophtalmologique algérienne *hospitalisera quelques malades seulement et en opérera des milliers sans les hospitaliser.* La suppression de l'anesthésie générale et la possibilité de la remplacer par l'anesthésie locale pour la plupart des opérations oculaires, permet aujourd'hui de ne plus « coucher », de ne plus « hospitaliser » le plus grand nombre des opérés oculaires, par conséquent, d'opérer la plus grande partie avec des frais minimes.

*
* *

L'Infirmerie ophtalmologique consultera et pansera les indigents tous les jours. Trois fois par semaine auront lieu les opérations, presque toujours

pratiquées sur malades « externes » non hospitalisés.
Deux médecins « spécialistes », au début, et plusieurs
dans l'avenir, s'il est nécessaire, opéreront en même
temps, afin de soulager le plus rapidement possible
un plus grand nombre d'indigents atteints d'affections
oculaires et de leur permettre de reprendre leur travail
au plus tôt (1). Les ouvriers sérieux, les travailleurs,
ne désirent pas l'hospitalisation. Si, en effet, ils peuvent
être traités chez eux, ils conservent leur place,
n'interrompant souvent leur travail que pendant un
jour ou deux, continuant à apporter à leur famille le
gain qui la fait vivre. S'il s'agit de l'hospitalisation
d'une mère de famille, on conçoit le désarroi provoqué
dans la famille par son absence.

Le système d'assistance médicale actuellement pra-
tiqué est des plus défectueux, puisqu'il oblige à l'hospitalisation des malades qui n'ont souvent besoin que
d'une opération bénigne qui ne les empêcherait pas de
travailler. Ce système paraît défectueux aux intéressés,
c'est-à-dire aux indigents, à ce point que, nombreux
sont ceux qui, pour éviter l'hospitalisation, renoncent
à l'opération qui les guérirait.

*
* *

Les communes auront le plus grand intérêt à la
création et à l'expansion de notre Œuvre : l'**Infirmerie ophtalmologique** traitera, sans frais pour les
communes, tous ceux de leurs indigents qui ne seraient
pas absolument dans l'obligation d'être hospitalisés ;
pour ceux qui devront être hospitalisés, le prix de la
journée ne sera que de 2 francs ; les communes auront
l'assurance qu'à l'**Infirmerie ophtalmologique**
le nombre de journées d'hospitalisation sera le minimum
nécessaire, car il n'entre pas dans le but de notre œuvre
de multiplier les journées d'hôpital, bien au contraire.
L'**Infirmerie ophtalmologique** cherchant à gué-
rir le plus grand nombre de malades avec le moins
de frais possible doit très peu hospitaliser.

---

(1) Le Comité d'initiative s'est assuré le concours de deux médecins spécialistes,
qui, pour favoriser les débuts de l'Œuvre, assureront le service médical sans
appointements, jusqu'à ce que le Conseil d'administration juge les ressources
de l'Œuvre suffisantes pour appointer les médecins.

Un **Service de secours** sera annexé au **Service médical** dans le but de procurer des moyens d'existence (nourriture, vêtements, logement) aux indigents mis dans l'impossibilité de travailler par suite de cécité momentanée.

**

En résumé notre Œuvre assurera aux indigents et aux communes les avantages suivants :

Pour les indigents : possibilité d'être traités et opérés sans hospitalisation, sans perdre leur place, le plus souvent. — Emploi des secours qui pourront leur être donnés par les communes, les compagnies d'assurances, les administrations, les sociétés de bienfaisance, les particuliers, etc., à nourrir leur famille au lieu d'être employés à payer l'hôpital. — Guérison dans le minimum de temps possible, l'infirmerie ayant un but contraire à la multiplicité des journées d'hôpital. — Secours pécuniaires et en nature remis à eux-mêmes et à leurs familles pendant la durée de la maladie.

Pour les communes, les avantages présentés par l'œuvre se résument en ce mot : économie (prix de la journée, 2 fr. ; diminution des journées d'hospitalisation ; diminution rapide du nombre des aveugles actuellement secourus).

**

Les sociétés de bienfaisance voudront certainement participer au développement d'une Œuvre destinée à diminuer le nombre des aveugles qu'elles secourent.

**

La charité publique qui fait actuellement vivre un grand nombre d'ouvriers chômant par suite de cécité momentanée, s'emploiera plus utilement en facilitant l'extension d'une œuvre qui permettra à ces malheureux de reprendre leur travail dans le plus bref délai possible.

**

Tous ceux qui s'intéressent à la Défense nationale et ont constaté le grand nombre de conscrits réformés pour maux d'yeux, en Algérie, suivront avec intérêt les progrès de cette Œuvre.

*
* *

L'INFIRMERIE OPHTALMOLOGIQUE sera dénommée Algérienne et non Algéroise, bien qu'installée à Alger, parce que son action bienfaisante ne se bornera pas aux communes du département d'Alger.

CATÉGORIES DE MALADES

DEVANT ÊTRE TRAITÉS A L'INFIRMERIE OPHTALMOLOGIQUE

1. *Indigents non opérés et non hospitalisés.* — Les soins leur seront donnés absolument gratuitement.

2. *Indigents opérés mais non hospitalisés.* — Ils payeront — ou les communes ou Sociétés qui les enverront payeront pour eux — le jour de l'opération, une somme minime variant de 10 à 20 fr. Les soins, avant et après l'opération, seront gratuits.

3. *Indigents hospitalisés.* — Prix de la journée, 2 fr. Les indigents hospitalisés ne payeront ni soins ni opérations.

Seront considérés comme *indigents*, tous ceux qui seront envoyés en cette qualité par les communes, munis d'un certificat d'indigence signé du maire, et tous ceux qui se présenteront eux-mêmes à la consultation munis d'un extrait des rôles des contributions et de la recette municipale de leur ville établissant qu'ils ne sont pas imposés pour plus de 15 fr. par an au total.

Il nous a paru que l'œuvre devait venir en aide non seulement aux véritables indigents, mais aussi aux ouvriers et petits employés qui, sans être indigents, ont souvent des charges non en rapport avec leurs appointements. **L'Infirmerie ophtalmologique** leur assurera donc les soins et opérations nécessaires aux conditions suivantes :

4. *Petits employés* et *ouvriers* ou les membres de leur famille, ni opérés ni hospitalisés : prix de la visite, 1 fr.

5. *Petits employés* et *ouvriers* opérés mais non hospitalisés : prix de l'opération, 20 fr. Les pansements avant et après l'opération, au prix de 1 fr. par pansement.

6. *Petits employés* et *ouvriers hospitalisés* : Prix de la journée, 2 fr., comme pour les indigents. Soins et opérations gratuits lorsque le nombre de journées d'hôpital atteint quinze et au-dessus. Au-dessous de ce chiffre, 20 fr. le jour de l'opération. Soins gratuits pendant la durée de l'hospitalisation.

Sont considérés comme devant jouir des avantages accordés aux malades des 4e, 5e et 6e catégories, les petits employés et ouvriers, et les membres de leur famille, lorsque ces employés et ouvriers sont munis d'une attestation de leur chef de service ou de leur patron certifiant qu'ils ne gagnent pas plus de 5 fr. par jour.

GROUPEMENTS DES MEMBRES DE L'ŒUVRE

L'œuvre comprend les groupements de membres suivants :

(a) MEMBRES BIENFAITEURS

Donne droit au titre de *membre bienfaiteur*, le versement, en une fois, d'une somme minima de 1000 fr.

Les noms des bienfaiteurs seront inscrits dans les salles d'attente de l'**Infirmerie ophtalmologique.** Un membre bienfaiteur peut verser une ou plusieurs parts de 1000 fr.

Les fonds versés à l'Œuvre par les membres bienfaiteurs pourront, lorsque le Conseil d'Administration jugera que les ressources de l'œuvre le permettent, leur être restitués, sans avoir rapporté aucun intérêt. Il ne sera alors retenu à chaque membre bienfaiteur qu'une somme de 100 fr. équivalente à celle versée par les membres perpétuels.

(b) MEMBRES PERPÉTUELS

Ils versent en une fois la somme de 100 fr. et sont dès lors dispensés de toute cotisation annuelle.

(c) MEMBRES DONATEURS

Les membres donateurs versent une cotisation annuelle de 5 fr.

Les dames peuvent faire partie de tous les groupements de membres.

(d) MEMBRES ACTIFS

Outre les trois groupes principaux de membres (a, b, c), il est créé un groupe de *membres actifs*. Les membres actifs sont choisis dans les trois groupes de membres a, b, c, lorsqu'ils en témoignent le désir. Ils n'ont pas à payer d'autre cotisation que celle du groupe auxquels ils appartiennent. Les membres actifs rendront les plus grands services à l'Œuvre. Ils seront chargés des enquêtes pour les distributions de secours, du service des secours, de l'organisation des fêtes de charité de l'œuvre, etc.

Les dames peuvent se faire inscrire comme membres actifs.

CONSEIL D'ADMINISTRATION

Il comprendra dix membres élus dans une assemblée générale des membres appartenant à tous les groupes : assemblée tenue tous les trois ans. Leur mandat pourra être indéfiniment renouvelé si, toutefois, ils en acceptent le renouvellement, après chaque période triennale. Il se composera d'un président, vice-président, trésorier, trésorier-adjoint, secrétaire général, secrétaire-adjoint et quatre membres. Sur les dix membres, cinq devront appartenir au groupe des membres bienfaiteurs, trois à celui des membres perpétuels, deux à à celui des donateurs. Le président et le vice-président devront être choisis parmi les membres bienfaiteurs. Les fonctions de membres du conseil d'administration sont gratuites.

Les dames peuvent en faire partie.

Le président d'honneur et le vice-président d'honneur choisis par le *comité d'iniative*, peuvent assister aux séances du conseil d'administration et y ont voix délibérative et droit de vote.

COMITÉ DES MEMBRES ACTIFS

Les membres actifs seuls voteront pour leur comité qui comprendra dix membres, tous choisis parmi les membres actifs : un président, un vice-président, un secrétaire général, un secrétaire-adjoint, un trésorier, un trésorier-adjoint et quatre membres assistants.

Les dames peuvent d'autant plus faire partie du comité des membres actifs que leur charité naturelle suffit à indiquer les services qu'elles pourront rendre à l'Œuvre pour la distribution des secours et l'organisation des fêtes et quêtes de charité.

COMITÉ D'INITIATIVE

Dès que le comité d'initiative jugera les adhésions suffisantes, il provoquera une assemblée générale de tous les membres, le vote des statuts, l'élection d'un conseil d'administration et d'un comité de membres actifs et se dissoudra.

DÉPENSES ET RESSOURCES PRÉVUES

Les *dépenses* de l'Œuvre consisteront : 1° dans le loyer d'un local, exigu au début, mais destiné à s'aggrandir avec les ressources et l'extension de l'œuvre ; 2° dans les appointements de gens de service et d'un interne (1) ; 3° médicaments ; 4° mobilier réduit au strict nécessaire, mais répondant aux progrès de l'hygiène et de l'asepsie actuelles.

Les *ressources* de l'Œuvre comprendront : les cotisations ; les dons et legs ; le montant des opérations et journées d'hospitalisation ; la participation des corps élus, des communes et des sociétés de bienfaisance, à cette Œuvre charitable ; des fêtes et quêtes de charité, etc. Toutes les ressources prévues tiennent dans ce mot : **la Charité.**

L'action bienfaisante de l'Œuvre doit s'étendre à toutes les races, à toutes les religions. Afin de bien marquer cette intention, le Conseil d'administration et le Comité doivent comprendre parmi leurs membres des représentants des religions pratiquées en Algérie et de toutes les races algériennes.

---

(1) Nous avons dit que l'Œuvre s'était assuré le concours de médecins spécialistes ne demandant pas d'appointements actuellement.

IMPRIMERIE, ADMINISTRATIVE A. MAUGUIN